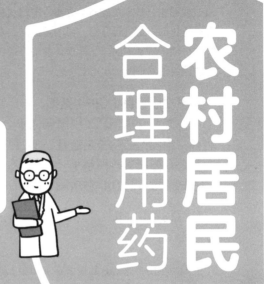

农村居民合理用药

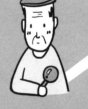

中国保健协会科普教育分会　组织编写

中国健康传媒集团
中国医药科技出版社

内容提要

　　这是一本科学普及安全合理用药知识的实用书籍。内容包括基本用药知识和理念、基本技能两个方面，围绕农村老百姓关注的安全用药话题，用通俗化的语言进行介绍，目的是提高大众的用药安全素养。本书能帮助农村百姓了解基本的药品常识，通晓合理用药的原则，通过安全用药，为百姓健康保驾护航！

图书在版编目（CIP）数据

　　农村居民合理用药 / 中国保健协会科普教育分会组织编写. —北京：中国医药科技出版社，2021.9
　　（公众健康素养图解）
　　ISBN 978-7-5214-1569-8

　　Ⅰ．①农…　Ⅱ．①中…　Ⅲ．①用药法—图解
Ⅳ．① R452-64

　　中国版本图书馆 CIP 数据核字（2020）第 024263 号

美术编辑　陈君杞
版式设计　锋尚设计

出版　**中国健康传媒集团** | **中国医药科技出版社**
地址　北京市海淀区文慧园北路甲 22 号
邮编　100082
电话　发行：010-62227427　邮购：010-62236938
网址　www.cmstp.com
规格　880×1230mm　¹/₃₂
印张　3¹/₈
字数　73 千字
版次　2021 年 9 月第 1 版
印次　2021 年 9 月第 1 次印刷
印刷　三河市万龙印装有限公司
经销　全国各地新华书店
书号　ISBN 978-7-5214-1569-8
定价　35.00 元

获取新书信息、投稿、为图书纠错，请扫码联系我们。

丛书指导委员会

主　任　张凤楼

副主任　徐华锋　李　萍　王　中　张培荣　郭文岩
　　　　　王　霞

丛书编委会

总主编　于　菁

编　委（以姓氏笔画为序）

　　　　于智敏　于德智　王凤岐　王志立　左小霞
　　　　石　蕾　邢宏伟　吕　利　刘文明　刘丽萍
　　　　李艳芳　李效铭　吴大真　何　丽　张　锐
　　　　张凤翔　张维君　周　俭　周立东　赵　霖
　　　　黄慈波　葛文津　鲍善芬

序

　　健康是我们每一个人的愿望和追求，健康不仅惠及个人，还关系国家和民族的长远发展。2016年，党中央、国务院公布了《"健康中国2030"规划纲要》，健康中国建设上升为国家战略，其中健康素养促进是健康中国战略的重要内容。要增进全民健康，首要的是提高健康素养，让健康知识、行为和技能成为全民普遍具备的素质和能力。

　　"健康素养水平"已经成为《"健康中国2030"规划纲要》和《健康中国行动（2019—2030年）》的重要指标。监测结果显示，2018年我国居民健康素养水平为17.06%，而根据《国务院关于实施健康中国行动的意见》目标规定，到2022年和2030年，全国居民健康素养水平分别不低于22%和30%。要实现这一目标，每个人应是自己健康的第一责任人，真正做好自己的"健康守门人"。提升健康素养，需要学习健康知识，并将知识内化于行，能做出有利于提高和维护自身健康的决策。

　　为助力健康中国建设，助推国民健康素养水平提升，中国保健协会科普教育分会组织健康领域专家编写了本套《公众健康素养图解》。本套丛书以简练易懂的语言和图示化解读的方式，全面介绍了膳食营养、饮食安全、合理用药、预防保健、紧急救援、运动保护、心理健康等维护健康的知识与技能，并且根据不同人群特点有针对性地提出了健康促进指导。

　　一个人的健康素养不是与生俱来的，希望本套丛书能帮助读者获取有效实用的健康知识和信息，形成健康的生活方式，实现健康素养人人有，健康生活人人享。

张风楼

2021年5月

前言

　　健康是人类永不言衰的主题。伴随着经济、科技和文化的发展，对解决了"温饱"后的中国农民而言，身心健康已成为人们生活中的头等大事！人们对生活的需求已从"吃穿"上升至"提高生命质量"和"健康长寿"。

　　当前，新型农村合作医疗（新农合）是由政府组织、引导、支持，农民自愿参加，个人、集体和政府多方筹资，以大病统筹为主的农民医疗互助共济制度。伴随城镇居民医保和农村新农合的建立和健全，以科学和医药知识求健康，对付常见的小伤小病，并以科学知识挑战慢病和大病，成为当前农民防病治病的主要策略。但医药的真相往往利弊参半，药品是把双刃剑，其疗效和毒性（不良反应）共存，用对和用错的结果有着天壤之别。

　　本书旨在向农村民众解释在常见慢性疾病或自我治疗中有关用药的诸多问题，包括懂药、选药、吃药、安全地用药、合理地管药。帮助农村民众了解基本的药品常识，通晓合理用药的原则，科学普及治疗常见小伤病的医药知识以及合理用药治疗高血压、高脂血症、糖尿病等慢病、大病。同时，倡导合理安全的药品服用方法，明白药品是把双刃剑。

药物在发挥药效的同时也会给人带来不可回避的不良反应，提示人们在用药前宜仔细斟酌，权衡利弊，学会读懂药品说明书、合理使用药品。

　　由于编写时间有限，疏漏之处敬请各位读者批评指正。

编　者

2021年3月

目录

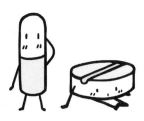

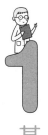

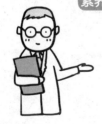

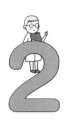

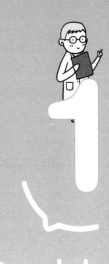

1

基本知识和理念

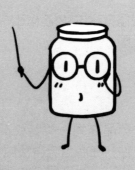

素养1

药品不等同于药物，它源于药物而又有别于药物

药品不等同于药物，其源于药物而又有别于药物。

1 药品必须通过政府主管部门审批，并规定有适应证或者功能主治、用法与用量。

2 药品是商品，具有商品学特征（包括通用名、商品名、商标注册名、生产批准文号、生产批号、有效期、标识物、制剂与规格），并可上市流通和销售，是人类用于预防、治疗、诊断疾病，有目的地调节人体生理功能的物质，是人类与疾病抗争的重要武器。其范围包括中药材（中药饮片）及中成药、化学原料药及其制剂、生物制品等。

我国有超过13亿人口，是药品的研发、生产和消费大国。

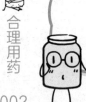

药品作为一类特殊商品，既具有一般商品属性，在商品流通领域中伴随经济规律而沉浮变化，同时又具有特殊性（专属性、双重性、限时性、无价性和可靠性）。

合理用药是指安全、有效、经济地使用药物

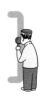

1977年，世界卫生组织（WHO）首次提出了基本药物的理念。

最重要的、基本的、不可缺少的、满足人民所必需的药品

基本药物 基本目标

公平可及

安全有效

合理使用

世界卫生组织对基本药物的界定

我国从1979年开始引入"基本药物"的概念。2009年新医改方案对基本药物的含义进一步作了明确和界定。

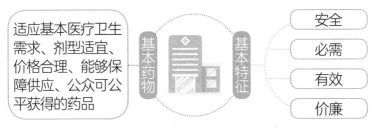

适应基本医疗卫生需求、剂型适宜、价格合理、能够保障供应、公众可公平获得的药品

基本药物 基本特征

安全

必需

有效

价廉

我国新医改方案对基本药物的界定

政府举办的基层医疗卫生机构全部配备和使用基本药物，其他各类医疗机构也都必须按规定使用基本药物。

简而言之，基本药物是指由国家制定的《国家基本药物目录》中的药品，是从我国目前临床应用的各类药物中遴选出的适应基本医疗卫生需求，剂型适宜，价格合理，能保障供应，公众可公平获得的药品。

优先使用基本药物是合理用药的重要措施。

素养3
购买药品注意区分处方药和非处方药，处方药必须凭执业医师处方购买

　　非处方药的英文缩写是OTC（Over The Counter，在美国称之为"可在柜台上买到的药物"），是指那些不需要医生处方，消费者可直接从药房或药店购买的药品。由于非处方药可不需医师的指导自行服用，所以非处方药的药品一般具有安全、有效、价廉、方便的特点。

　　非处方药分为甲类非处方药和乙类非处方药两种，分别使用红色和绿色的"OTC"标志。

甲类非处方药不须医生处方就可以购买和出售，但必须在药店出售，并在药师指导下使用。

OTC

乙类非处方药有着长期安全使用的记录，可以像普通商品一样在超市、杂货店直接出售。

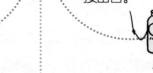

无论甲类非处方药还是乙类非处方药，在经过审批之后都可以在大众媒体上发布商业广告。

农村居民
合理用药

处方药就是必须凭执业医师或执业助理医师处方才可调配、购买和使用的药品，简称Rx。Rx表示医生须取用其药，这在处方左上角常可见到。处方药是为了保证用药安全，由国家卫生行政部门规定或审定的，需凭医师或其他有处方权的医疗专业人员开写处方出售，并在医师、药师或其他医疗专业人员监督或指导下方可使用的药品。处方药大多属于以下几种情况：

1 上市的新药，对其活性或副作用还要进一步观察。

2 可产生依赖性的某些药物，例如吗啡类镇痛药及某些催眠安定药物等。

3 药物本身毒性较大，例如抗癌药物等。

4 用于治疗某些疾病所需的特殊药品，如心脑血管疾病的药物，须经医师确诊后开出处方并在医师指导下使用。

此外，处方药只准在专业性医药报刊进行广告宣传，不准在大众传播媒介进行广告宣传。

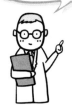

1 基本知识和理念

新药未必好于老药

我是练习时长4年半的新药，活性强，擅长广谱抗菌！

我是第1代的前辈老药品，药效更稳定，副作用更小。

所谓新药是指上市时间不足5年的药品，如氟喹诺酮类是一类全合成抗菌药物，按上市年代、进展和结构修饰分为4代药。前2代药已基本淘汰（吡哌酸仍在基层使用）。第3代药的主要特点是抗菌活性明显增强，血浆药物浓度提高，在组织和体液内分布广泛。第4代氟喹诺酮类药抗菌谱广且抗菌作用强，既保留了前3代抗革兰阴性菌的活性，又增强了抗革兰阳性菌的活性，并对军团菌、支原体、衣原体等显示出较强的作用。临床上既用于需氧菌感染，也可用于厌氧菌感染，尚可用于混合感染。

再如头孢菌素，目前有5代产品，多达百余种药品，如1976年上市的第1代头孢拉定，2008年上市的第5代头孢吡普，相隔40多年，但各自的抗菌谱不同，用途也不尽相同，未必能分清哪个好。

我们在治疗过敏性干咳时（高气道反应），就应用第1代的抗过敏药氯苯那敏（扑尔敏），其效果好，同时助眠；第2代抗过敏药氯雷他定（开瑞坦）反而不如前者，且有心脏毒性。

因此，新药未必好于老药，而老药未必差于新药。

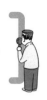

素养5

婴幼儿用药剂量计算方法有三种：按年龄计算、按体重计算、按体表面积计算

 按年龄计算

婴儿药物剂量=（月龄×成人量）÷150

小儿药物剂量=（年龄×成人量）÷（年龄+12）

 另外，《中华人民共和国药典》（2015年版）附录中，规定了婴幼儿童剂量折算表，也可参考表1。

表1　婴幼儿童剂量折算表

年龄	剂量（相当成人的若干份）
初生~1个月	成人剂量的1/18~1/14
1~6个月	成人剂量的1/14~1/7
6个月~1岁	成人剂量的1/7~1/5
1~2岁	成人剂量的1/5~1/4
2~4岁	成人剂量的1/4~1/3
4~6岁	成人剂量的1/3~2/5
6~9岁	成人剂量的2/5~1/2
9~14岁	成人剂量的1/2~2/3
14~18岁	成人剂量的2/3~全量

注：本表仅供参考，用时可根据儿童的体质、病情及药品性质等多方面因素酌情决定，若要更加科学严谨，应按儿童的体重及体表面积计算药品剂量。

1
基本知识和理念

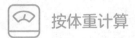 **按体重计算**

❶若已知儿童的每千克体重剂量，直接乘以体重即可得1日或1次剂量。

如口服氨苄西林，剂量标明为1日每千克体重20～80毫克，分4次服用。

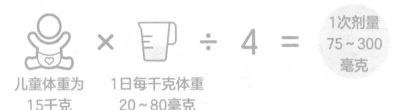

儿童体重为 15千克　×　1日每千克体重 20～80毫克　÷　4　=　1次剂量 75～300 毫克

❷如不知儿童每千克体重剂量，可按下式计算：

小儿剂量=成人剂量÷60×小儿体重

如不清楚儿童的体重是多少，可按下列计算公式得出：

1～6个月小儿体重（千克）=月龄×0.6+3

7～12个月小儿体重（千克）=月龄×0.5+3

1～10岁小儿体重（千克）=年龄×2+8

农村居民
合理用药

如所得结果不是整数，为便于服药可微调。用体重计算年长儿童的剂量时，应避免剂量过大，选用剂量下限。反之，对婴幼儿可选择剂量上限以防药量偏低。

按体表面积计算

按体表面积计算剂量最为合理，适用于各个年龄阶段，包括新生儿及成人。不论任何年龄，其每平方米体表面积的剂量是相同的。对某些特殊的治疗药，如抗肿瘤药、激素应以体表面积计算。

❶若已知每平方米剂量，直接乘以个人的体表面积即可。

❷如不知每平方米体表面积的剂量，可按以下公式计算。

小儿剂量=成人剂量×小儿体表面积（平方米）÷成人体表面积（1.73平方米）

❸若不知道体表面积，可根据体重来计算或通过检查表折算（表2）。

表2　体重与体表面积粗略折算表

体重 （千克）	体表面积 （平方米）	体重 （千克）	体表面积 （平方米）
3	0.21	12	0.56
4	0.25	14	0.62
5	0.29	16	0.70
6	0.33	18	0.75
7	0.39	20	0.80
8	0.42	25	0.90
9	0.46	30	1.10
10	0.49		

1 基本知识和理念

素养6

接种疫苗是预防一些传染病最有效、最经济的措施

疫苗　是指为预防、控制传染病的发生、流行，用于人体预防接种的预防性生物制品。相对于患病后的治疗和护理，接种疫苗所花费的钱是很少的。接种疫苗是预防传染病最有效、最经济的手段。

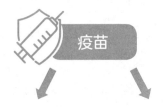

第一类疫苗

是指政府免费向公民提供，公民应当依照政府的规定受种的疫苗。

第二类疫苗

是指由公民自费并且自愿受种的其他疫苗。

我国实施国家免疫规划，现纳入国家免疫规划的疫苗种类可预防15种疾病。

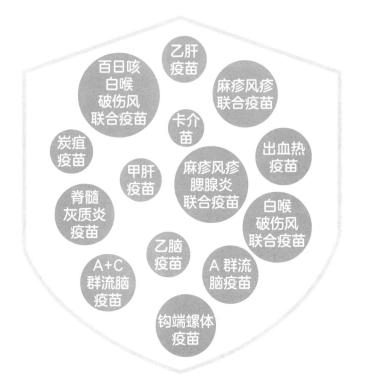

百日咳白喉破伤风联合疫苗

乙肝疫苗

麻疹风疹联合疫苗

卡介苗

炭疽疫苗

甲肝疫苗

麻疹风疹腮腺炎联合疫苗

出血热疫苗

脊髓灰质炎疫苗

白喉破伤风联合疫苗

乙脑疫苗

A+C群流脑疫苗

A 群流脑疫苗

钩端螺体疫苗

　　第二类疫苗是对第一类疫苗的重要补充，实际上有些第二类疫苗针对的传染病对儿童威胁很大，如流感、水痘等，患病后不仅对儿童的身体健康造成很大危害，也增加了经济负担。家长可以根据经济状况、孩子的身体素质，为孩子选择接种第二类疫苗。

　　接种疫苗后，有时会出现一些不良反应，主要为接种部位的疼痛、红肿、硬结等局部反应，以及发热、倦怠、乏力等全身反应。一般无须就医，只要加强护理，对症治疗，可自行消失。

　　如果出现较严重的反应如高热、过敏等，家长要带孩子及时就医，并向医生说明接种情况。

素养7
感冒和流行性感冒不一样，需要区分清楚再用药

感冒十分常见，它是由病毒感染而引起的急性上呼吸道的炎症，尤以儿童、老人、妊娠期妇女、营养不良、体质虚弱、疲劳和生活不规律者最易感染。感冒在一年四季均可发病，尤以冬、春二季较为多见。根据病原体、传播和症状的不同，分为上呼吸道感染（上感）和流行性感冒（流感）。可见，感冒和流行性感冒不是一回事。

感冒　俗称伤风或急性鼻卡他，由鼻病毒、腺病毒、柯萨奇病毒、冠状病毒、副流感病毒等感染而致，其中鼻病毒常引起"鼻感冒"，腺病毒常引起"夏感冒"，埃可病毒和柯萨奇病毒常引起"胃肠型感冒"。

感冒传播途径

一是直接接触传染。

二是由感冒者的呼吸道分泌物（鼻黏液、打喷嚏或咳嗽产生的气溶胶）而传染。

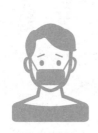

如感冒者以其鼻黏液传播病毒，污染手或室内物品，再由此到达易感者之手，进而接种于鼻黏膜上。

此外，人们对感冒病毒的易感性，也受许多因素的影响，如环境、体质、情绪等。

流行性 感冒 （简称流感） 常由流感病毒引起，一年四季皆可发病，但以冬、春二季较多，起病急，传染性强，往往在短时间内使很多人患病。

流感一般2～3年小流行1次，多由B型病毒所致。如果发生大的变异出现新的亚型，人体对新的亚型完全缺乏抵抗力，将会引发大的流行，大约15年发生1次。散发的流感多由C型病毒所致。儿童对流感病毒的抵抗力弱，发病率高于成年人，其中以5～14岁儿童高发。

流感潜伏期为数小时至4天，并发症（如肺炎、心肌炎、心肌梗死、哮喘、中耳炎）较多，老年人和体弱者易并发肺炎。

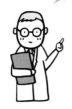

1 基本知识和理念

013

素养8

使用抗高血压药治疗时，血压不是"越低越好"

应用抗高血压药（降压药）治疗，由于药品作用过强、血压降幅过大、速度过快，使人体难以忍受，使原有的心、脑、肝、肾血管的供血不足进一步加重，严重者可引起休克，造成心、脑、肾血管的"降压灌注不良综合征"。常见于脑出血、脑梗死者，在脑循环自动调节功能损害时，血压急剧下降可影响脑组织灌流，加重脑缺血和脑水肿，使病情加重，甚至死亡。夜间人体血压处于低谷（在日间峰值基线降低大于20%）和血液对组织灌注不足（舒张压低），易出现脑供血不全而诱发缺血性脑卒中。

老年人若舒张压降至70毫米汞柱以下可能对身体不利（有脑梗死风险）。

建议老年人将收缩压目标值设为150毫米汞柱，如能耐受还可进一步降低。

国外一项针对大于85岁老年高血压者的4年随访研究表明：收缩压小于120毫米汞柱者，死亡率增高达81.4%。这提示我们降压并非"越低越好"。由血压致死的风险呈双相曲线（过高和过低），因此降压不能太随意。

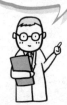

素养9

应用降脂药不要过度，血脂达标即可

对于降血脂，也应辩证看待。血脂水平过高可以发生动脉粥样硬化，但过低也可致抑郁、老年期痴呆（阿尔茨海默病）和出血性死亡（胆固醇有助于维持血管壁柔软性和合成甾体激素），因此不要强调过度降脂，血脂达标即可。

调节血脂以降低低密度脂蛋白为重，每降低1.0毫摩尔/升，心血管不良事件概率减少55%；早期治疗的受益率较后期高3倍。疗程以治疗降脂达标，但作为一、二级预防则需长期乃至终身治疗。但降脂有底线，血清总胆固醇、三酰甘油（甘油三酯）和低密度脂蛋白水平与心血管事件和死亡率呈U型（双项死亡），过低水平可致非心血管事件和死亡率增加。

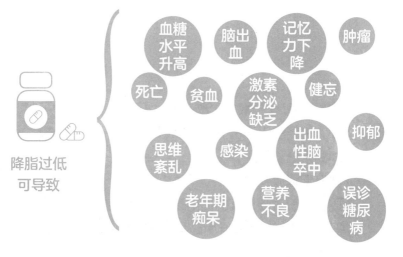

1 基本知识和理念

因此，调脂应有底线，注意控制血清总胆固醇水平，不宜过低。

糖尿病主要分为4种类型，需区分用药

糖尿病　　　　是指由于胰岛素分泌相对或绝对不足，或人体组织对胰岛素的敏感性降低（胰岛素抵抗）而表现的以糖、蛋白质、脂肪、水和电解质代谢紊乱，以持续的血糖增高、糖尿为主要症状的疾病。

❶ 1型糖尿病（胰岛素依赖型）

大多为先天性，自身免疫反应引起胰岛炎破坏细胞，胰岛 β 细胞损伤，引起绝对的胰岛素缺乏或分泌不足。

❷ 2型糖尿病（非胰岛素依赖型）

约占糖尿病者总数的95%，分为肥胖和非肥胖两种类型，主要由以下5方面异常而致高血糖：

❶胰岛素分泌不足；

❷胰岛素释放延迟；

❸周围组织对胰岛素的作用耐受，胰岛素抵抗；

❹肝糖产生增加，肥胖引起某种程度的胰岛素抵抗；

❺高热量饮食、精神紧张、缺少运动。

③ 特殊型糖尿病

共有8个类型近10种疾病，包括某些基因变异引起胰岛细胞功能遗传性缺陷、胰岛素作用遗传缺陷、外分泌胰腺病变（胰腺炎、胰腺创伤、胰腺手术、胰腺肿瘤）、内分泌的病变如一些激素（生长激素、糖皮质激素、胰高血糖素、肾上腺素）拮抗胰岛素的作用、营养不良造成人体的蛋白质摄入不足等各种继发性糖尿病。

④ 妊娠糖尿病

由妊娠引起，在妊娠过程中初次发现的任何程度的糖耐量异常。

老年糖尿病是指年龄在60岁以上的人群所患的糖尿病，易患人群包括60岁后发病和60岁前发病而延续到60岁后的老年人。绝大多数为2型糖尿病，仅极少为1型糖尿病。

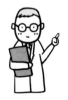

素养11
糖尿病的典型症状：多饮、多尿，多食，消瘦与体重减轻

1 多饮、多尿：

糖尿病患者血糖升高时，尿糖也随之升高，尿量增多。每昼夜排尿可达10次以上，尿量可达2000～3000毫升以上。由于大量排尿而导致水分丢失，患者会感觉口干、口渴，饮水量随之增加。此外，尿液性状也会发生变化，如泡沫多、尿渍呈白色、发黏、衣服上尿渍干后会发硬。

2 多食：

糖尿病因多种因素的共同作用，使葡萄糖的利用率减低、刺激饥饿中枢产生饥饿感，促使进食量增加。同时由于糖尿病患者胰岛素水平升高，促进了葡萄糖的利用，也可造成多食，常表现为善饥多食，对食物喜爱而无法控制，且进食后也难有满足感，但饥饿时有恐惧感。

农村居民

合理用药

3　消瘦与体重减轻：

糖尿病在未得到控制时，多出现食欲亢进、多食，但由于胰岛素相对或绝对不足，严重影响糖、脂肪、蛋白质代谢。同时，因多尿出现失水，可引起快速消瘦，体重下降可达几千克甚至几十千克。

但需要指出的是，并非所有糖尿病患者都消瘦。早期轻症的2型糖尿病患者，不仅无消瘦，还可能表现为肥胖，直到胰岛功能逐渐减退，"三多"症状出现，才会出现体重减轻，而此时患者血糖已呈中、重度升高。

4　其他：

疲乏无力、性欲减退、月经失调。中老年者常有骨质疏松，表现为腰腿痛。有神经系统并发症者可出现肢体麻木、针刺样、烧灼样疼痛、皮肤蚁走感、瘙痒等，还可表现有阳痿、便秘、顽固性腹泻、心悸、出汗、体位性低血压等。女性患者可有外阴部瘙痒，中老年患者常有视力下降，部分人免疫力减退，易发感染。

1 基本知识和理念

肺结核主要通过患者咳嗽、打喷嚏、大声说话等产生的飞沫核传播，应及时诊断并用药

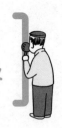

肺结核病是由结核分枝杆菌（结核菌）引起的呼吸道传染病。痰涂片阳性的肺结核患者是主要的传染源，具有传染性的患者通过咳嗽、打喷嚏、大声说话产生的飞沫核（微小颗粒）传播结核菌。健康人吸入带有结核菌的飞沫核就会形成结核感染，人体感染结核菌之后少数人会发病，发病与否主要取决于人体体抗力和结核菌毒力。

肺结核传播途径

咳嗽　　打喷嚏　　大声说话

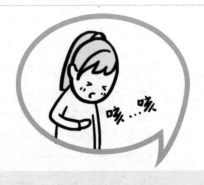

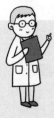

连续2周以上咳嗽、咳痰或痰中带血通常是肺结核的常见症状；有肺结核可疑症状者要及时到结核病定点医疗机构就诊。早期诊断和及时治疗可以提高治愈率，减少传染他人的可能性。

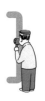

素养13
艾滋病通过血液、性接触和母婴三种途径传播

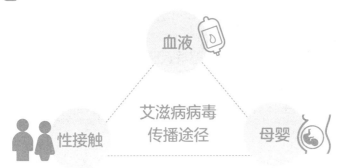

血液 艾滋病病毒 传播途径 性接触 母婴

　　血液传播是指含有病毒的血液经破损皮肤和黏膜暴露而传播，或含有病毒的血液通过输血或者血液制品而传播。具体情形有：与感染者共用针头和针具，输入被感染者的血或血成分、移植感染者的组织或器官可造成传播；与感染者共用剃须刀和牙刷、纹身和针刺也可能引起传播。

　　性接触传播是指（异性或同性）无防护性行为引起的传播。不使用安全套的性行为就会由于生殖体液的接触而传播。

　　母婴传播是指感染病毒的母亲经胎盘或分娩将病毒传给胎儿，也可以通过哺乳传给婴儿。

　　艾滋病病毒不会借助空气、水或食物传播。

　　在日常工作和生活中，与艾滋病患者或感染者的一般接触是不会被感染。

　　艾滋病不会经马桶圈、电话机、餐饮具、卧具、游泳池或公共浴池等公共设施传播，不会通过一般社交上的接吻、拥抱传播，也不会通过咳嗽、蚊虫叮咬等方式传播。

慢性肝炎是一种慢性病，病程迁延时间较长，针对不同的病因使用药物治疗

慢性肝炎是一种慢性病，病程迁延时间较长，治疗包括多个方面，如保肝、抗纤维化、抗病毒、预防肝癌等，其中针对不同的病因并去除病因，是慢性肝炎治疗中最重要的原则。

1 保肝治疗：
保肝药是指能改善肝脏功能，促进肝细胞的再生，增强肝脏的解毒能力的药物，如联苯双酯、葡醛内酯、齐墩果酸、水飞蓟宾、肌苷等。保肝药种类较多，适用于所有慢性肝炎患者，但应遵医嘱应用。

2 抗纤维化治疗：
多为中成药口服制剂，也适用于所有慢性肝炎患者。

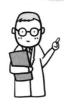

慢性乙型肝炎病毒携带者需要定期体检复查，通常不需要治疗。

3 抗病毒治疗：
包括干扰素、核苷类似物等药物。需要在专科医师指导下对满足适应证的慢性肝炎患者应用。

4 免疫抑制剂：
自身免疫性肝炎有时需要在医师指导下应用糖皮质激素，或合并使用硫唑嘌呤，可促进病情恢复。

5 预防肿瘤及去除病因：
可补充微量元素硒、胸腺肽等提高免疫功能；禁酒，停止服用肝损害药物尤其重要。

治疗脂肪肝没有特效药，要针对不同的病因进行治疗

脂肪肝是一种常见疾病。脂肪肝大体上分为酒精性和非酒精性两种类型，但它并不是一个独立的疾病，其病因和诱因很多，其实多数是由综合因素引起的，如肥胖、非胰岛素依赖型糖尿病（2型糖尿病）或糖耐量异常、高脂血症，也可并发于病毒性肝炎等疾病之后。可见，治疗脂肪肝应根据不同的病因有针对性地治疗，不能一味地依靠药物和保健品。

对于早期单纯性的脂肪肝无须用药，但应注意以下几点：

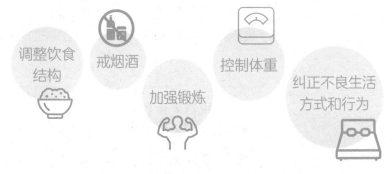

调整饮食结构　戒烟酒　加强锻炼　控制体重　纠正不良生活方式和行为

一般不主张患者使用降脂药治疗脂肪肝。因为脂肪肝与高脂血症是两种形式的脂肪代谢障碍，有脂肪肝者未必都有高脂血症，血脂不高者也会患脂肪肝，而且有些降脂药会将血中脂质转移到肝脏，从而加重脂肪肝病情。另外，需要强调的是，治疗脂肪肝并没有特效药，常用的药物主要针对其病因、发生机制、相关疾病来治疗，并且都存在副作用，因此，一定要在医师指导下服用。

慢性乙肝和丙肝是肝硬化发生的主要病因，可使用药物预防肝硬化

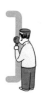

肝硬化 是指一种或几种病因作用，造成弥漫性肝损害，肝细胞变性坏死，继而出现纤维组织增生和肝细胞结节状再生，最终导致正常肝小叶结构被破坏及假小叶形成，经过长期发展，肝脏逐渐发生变形，质地变硬，形成肝硬化。

慢性乙肝和丙肝是肝硬化发生的主要病因，而抗病毒是治疗慢性乙肝和丙肝最关键的治疗手段。但由于目前并没有这方面的特效药，且不是所有的乙肝和丙肝最终都会发展成肝硬化、肝癌，所以在进行病因治疗（即抗病毒治疗）之前，必须预测病因治疗的有效性。

对于预计抗病毒治疗效果较好的患者，应积极采取抗病毒治疗措施。对于预计抗病毒治疗效果不佳的患者，有必要进一步采取肝活检等，对肝硬化发展的危险性进行评估，对于经肝活检证实存在重度肝纤维化或早期肝硬化的患者，不论抗病毒治疗效果如何，都必须坚持长期抗病毒治疗。

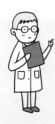

需要指出的是，目前抗病毒治疗对乙肝病毒携带者（即肝功能检查正常者）无效，这类人群肝硬化及肝癌发生率极低，因而不建议抗病毒治疗，但必须定期监测肝功能状态，以便有效地掌控病情。

1 基本知识和理念

除了要预防慢性乙肝和丙肝之外，预防肝硬化还应做到以下两点：

1　注意定期体检：定期体检对预防肝硬化意义重大。一般情况下，大部分肝炎并没有明显的临床症状，必须经过检查才能发现；对于肝炎反复活动、久治不愈的患者，还必须定期做超声波检查或其他肝硬化指标检查；而对于肝硬化患者，应每半年进行一次超声波检查及血清甲胎蛋白（AFP）检测，这样能及时发现早期肝癌，以便及时给予治疗。

2　使用药物预防肝硬化：我国传统的中医中药在抗肝纤维化、肝硬化方面有着丰富的经验，但需要注意的是，千万不能以中药治疗来替代抗病毒治疗，否则可能贻误病情。预防肝硬化，可采用中西医结合的方式，发挥二者优势，以便达到更好的预防效果。

肝纤维化被认为是各种慢性肝病向肝硬化、肝癌发展的必经之路

　　肝纤维化被认为是各种慢性肝病向肝硬化、肝癌发展的必经之路。因此，很多人认为得了肝纤维化，似乎离肝硬化、肝癌也就不远了。其实不然，如果能及时发现肝纤维化并积极地治疗，不仅可以阻断病情继续发展，甚至还有可能发生逆转，使患者康复。治疗肝纤维化应采取综合的治疗措施。

　　肝病专家指出，阻止或延缓肝纤维化的发生，是治愈大多数慢性肝病的关键。因此，及早发现和治疗肝纤维化对慢性肝病的治疗意义重大。

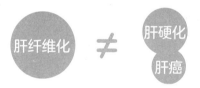

　　国内外专家普遍建议，各类慢性肝病患者在接受抗病毒治疗效果不理想的情况下，应尽快选择抗纤维化治疗，以便能够及时和有效地控制病情。

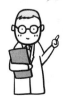

1 基本知识和理念

急性子宫颈炎应及时用药，否则易导致慢性子宫颈炎症

宫颈炎是妇科常见疾病之一，包括子宫颈阴道部炎症及子宫颈管黏膜炎症。

因子宫颈管阴道部鳞状上皮与阴道鳞状相延续，阴道炎症均可引起子宫颈阴道部炎症。

宫颈炎

由于子宫颈管黏膜上皮为单层柱状上皮，抗感染能力较差，易发生感染。临床多见的子宫颈炎是急性子宫颈管黏膜炎，若急性子宫颈炎未经及时诊治或病原体持续存在，可导致慢性子宫颈炎症。

急性宫颈炎大部分患者无症状。有症状者主要表现为阴道分泌物增多，呈黏液脓性，阴道分泌物刺激可引起外阴瘙痒及灼热感。此外，可出现经间期出血、性交后出血等症状。

若合并尿路感染，可出现尿急、尿频、尿痛。

若为淋病奈瑟菌感染，因尿道旁腺、前庭大腺受累，可见尿道口、阴道口黏膜充血、水肿以及多量脓性分泌物。

宫颈炎的发生与不卫生的性生活、抵抗力下降等都有关系，积极治疗是可以治愈的。

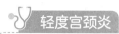

轻度宫颈炎

可采用药物进行治疗，使用扩宫器扩张阴道后，选用合适的药剂对宫颈进行灌注和冲洗，通过药物的冲洗，可将宫颈、阴道炎症脱落细胞冲洗干净，细菌不易繁殖，使正常的上皮组织能够得以生长。对于程度较轻的患者，通过一段时间的治疗可以收到比较好的效果。

中度宫颈炎

可采取微波进行治疗。微波能量对病灶部位的加热使之达到比体温略高的温度，使血流量加快，血液中免疫细胞得到浸润，这样附着在子宫颈黏膜处的病原微生物就会在高温下死亡，病变组织变性、萎缩、脱落。在微波的照射下，病变组织的血液循环速度将加快。这样一来，坏死的代谢产物就可以被血液带出，新鲜的血液将带来氧和各种营养物质，就可促进病变的恢复。对于中度宫颈炎患者，该疗法是首选。

重度宫颈炎

可选用目前较为先进的射频消融技术进行治疗，该技术治疗重度宫颈炎疗程短，效果好，不影响宫颈弹性，不影响正常的夫妻生活。而且由于不需住院，一次性完成治疗，安全无痛苦，大大降低了医疗费用。

更年期综合征的妇女不要乱使用激素，宜选择有氧运动

更年期综合征　是指妇女绝经前后出现性激素波动或减少所致的一系列以自主神经系统功能紊乱为主，伴有神经心理症状的一组症候群。

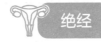

绝经

自然绝经

自然绝经指卵巢内卵泡用尽，或剩余的卵泡对促性腺激素丧失了反应，卵泡不再发育和分泌雌激素，不能刺激子宫内膜生长，导致绝经。

人工绝经

人工绝经是指手术切除双侧卵巢或用其他方法停止卵巢功能，如放射治疗和化疗等。单独切除子宫而保留一侧或双侧卵巢者，不作为人工绝经。

　　更年期综合征中最典型的症状是潮热、潮红。多发生于45～55岁，大多数妇女可出现轻重不等的症状，有人在绝经过渡期症状已开始出现，持续到绝经后2～3年，少数人可持续到绝经后5～10年症状才有所减轻或消失。人工绝经者往往在手术后2周即可出现更年期综合征，术后2个月达高峰，可持续2年之久。

专家建议，女性在面对更年期时应做到以下几点：

1 正确认识更年期，了解其症状表现，提早在心理上做好准备。

2 处理好家庭、社会关系，遇事要冷静。

3 创造丰富多彩的生活，把生活安排得充实有节奏，适当增加业余爱好。

4 最后，合理安排体育锻炼，体育活动，可以通过促进新陈代谢，增强各器官的生理功能，以提高身体素质，同时也能提高心理素质。更年期女性宜选择运动量小、运动节奏慢、富于韵律性的有氧运动。

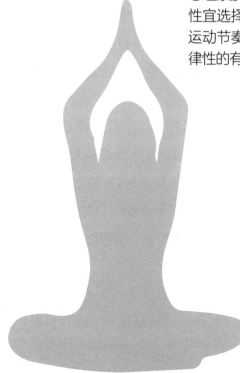

1
基本知识和理念

保健食品不能代替药品

保健食品 是指声称具有特定保健功能或者以补充维生素、矿物质为目的的食品。即适宜于特定人群食用，具有调节机体功能，不以治疗疾病为目的，并且对人体不产生任何急性、亚急性或者慢性危害的食品。

保健食品不能代替药物，切莫将保健品当药吃。保健食品只能作为治疗疾病的一种辅助方法，起到对人体代谢"帮忙"的作用。因此，保健食品的使用范围没有严格限制，患者能服，健康人也能吃。只不过有些保健食品仅适用于一些特定的人群使用，如延缓衰老之品适用于中老年人，促进生长发育之品适用于少年儿童，减肥之品适用于肥胖者等等。

有些人把保健品称之为"保健类药品"，这是不正确的。保健品指的是一种食品而非药品，并不具备治疗功能。所有明示或暗示其具有治疗作用的保健品广告都是违规的。凡是说能治疗某种疾病，疗效立竿见影的保健品都不可信。保健品也不等同于一般的食品。

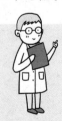

为安全起见，购买保健品的时候应该咨询执业药师，请药师指导如何食用保健品。购买时要仔细阅读说明书。规范的说明书应该实事求是，不会夸大其作用。还要看一看保健品的生产日期和保质期。

保健食品没有确切的治疗作用

保健食品与药品最根本的区别就在于保健食品没有确切的治疗作用，不能用作治疗疾病，只具有保健功能。现在，有些保健食品利用非法广告进行夸大宣传，号称能"包治百病"，大家一定不要受非法虚假广告的欺骗，有病要及时到医院就诊，以免耽误正常治疗、加重病情。

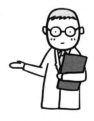

1 基本知识和理念

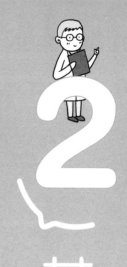

2

基本技能

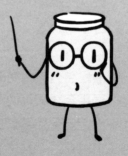

素养21
能看懂药品的标签和说明书

药品说明书　药品说明书是药品生产单位对药品主要特性及技术标准的介绍，是医师、药师、护士和患者合理用药的科学依据。

药品生产单位对药品说明书内容的真实性要承担法律责任。

　　药品说明书包含有关药品的安全性、有效性等基本科学信息，既能指导用药，又可说明滥用的危害。依据2001年6月22日原国家食品药品监督管理总局（现国家药品监督管理局）国药监注〔2001〕294号通知《药品说明书规范细则》（暂行），规范的药品说明书应包括下列各项：

农村居民合理用药

药品说明书

【药品名称】

【成分】

【性状】

【适应证】/【功能主治】

【规格】

【用法用量】

【不良反应】

【禁忌证】

【注意事项】

【孕妇及哺乳期妇女用药】

【儿童用药】

【老年患者用药】

【药物相互作用】

【临床试验】

【药理毒理】

【药代动力学】

【贮藏】

【包装】

【有效期】

【执行标准】

【批准文号】

（或注册批准文号）

【生产企业】

（企业名称、地址、邮政编码、电话号码、传真号码、网址）

一定要看完说明书再用药！

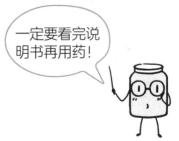

2 基本技能

药品存放要科学、妥善，防止因存放不当导致药物变质或失效

1 忌温度过高：温度是引起药物变质的重要因素。一般说来，温度每升高10℃，化学反应的速度就增加2~4倍。

较高的气温容易使药物发生霉烂和虫蛀而变质失效。

各种疫苗、生物制剂、酶制剂须在较低温度下贮藏。

含有挥发性成分的药物，如酊剂和含挥发油的中药（如薄荷、丁香、桂皮、细辛等）都要在低温下保存。

各种胶丸、糖衣片也要低温保存，否则药物容易发生变形或粘连。

当然，也不是所有的药物都适宜于低温贮存，如镁剂、鱼肝油乳剂等在低温下容易分层。

2 忌湿度太高：许多药物都要求在干燥、通风的条件下保存。因为，在潮湿的空气中，药物会吸收空气中的水分。

 湿度太高导致药物霉变和分解。

阿司匹林，在干燥情况下比较稳定，当它接触水分后就渐渐分解成醋酸和水杨酸，后者对胃有较大的刺激。

吸潮后糖衣片的糖衣会变色。

固体药物常黏结成块。

糖浆剂易发霉、生虫。

潮湿的空气还能使维生素A、维生素D、肾上腺素、苯酚等许多药物氧化变质。

所以这些药物均应根据规定条件进行密闭或严封。

3 忌光线照射：有些药物要在暗处贮存，这是因为光线特别是紫外线常常会使药物发生一系列化学变化。

光线会使药物发生化学变化

维生素D2在紫外线的照射下，会产生有毒物质。

还有许多药物被光线照射后会产生颜色变化。

凡是对光敏感的药物，要避免日光直接照射，可用深色容器贮藏，或者在无色玻璃容器外包上不透明的黑色或蓝色纸。

购买药品时，应注意质量，并进行必要的检查

药品的质量直接关系到疗效，甚至关系到患者的生命安全。因此，无论是从医院取来或自药店购买的，均应注意药品的质量，并进行必要的检查。对药品质量内在的全面检查只能在药检部门进行，个人能做的只是一些外观检查，简要的检查方法如下：

1 片剂

普通片（不包括糖衣或薄膜衣）重量应均匀、表面无斑点、无碎片、无受潮膨胀、无粘连、无裂缝。各种药片均不应变色。去痛片、维生素C变黄，阿司匹林有刺鼻的醋酸气味或细针状结晶等均为变质药。

2 胶囊剂（胶丸）

装粉剂的硬胶囊应无受潮粘连、无破碎等现象；软胶囊多装油性或其他液体药，应无破裂漏药、无粘连、无混合异味。如维生素A丸、维生素E丸等，如闻到异臭或发现丸内浑浊，均为变质现象。

3 颗粒剂（冲剂）、散剂

应干燥、松散，颗粒应均匀，应无受潮结块，无异臭、色点、虫蛀及发霉现象。

4 溶液及糖浆剂

应澄清透明，应无浑浊、沉淀、分层、蒸发及异臭，无絮状物、无变色。此类药易受细菌的污染，如有絮状物、浑浊、发酵、异味均为变质。

5 软膏、乳膏（霜剂）、栓剂

应无融化、分层、硬结、渗油、变色，无颗粒析出，无霉败及臭气。栓剂应无融化、软化、变形、断裂、异味等现象。

关系到生命安全！一定要记得检查

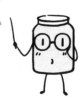

素养24
面对药品广告时，要有分辨能力，不可轻信

有一句流行语叫"不看广告看疗效"，作为消费者在面对形形色色的药品广告时，要具有起码的分辨能力。一些药品广告夸大其词，具有明显的鼓动性，这类广告是万万不可轻信的。

① 如果某广告对药品疗效的宣传过于夸张，则不可以轻信。

国家有关规定明确指出，药品广告中不得含有不科学的表述功效的断言或保证，即使不能宣传产品疗效，也不得有"疗效最佳""药到病除""根治""安全、无副作用"等字样。这是因为每个患者的病情不一样，身体状况不同，服药品后的反应和治疗效果也不同。

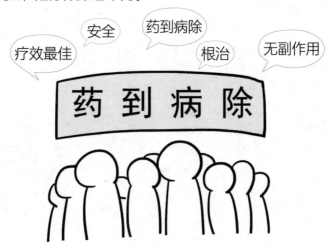

违法药品广告大多千方百计地渲染、夸大产品疗效，如"根治顽症""一瓶（盒）见效""药效特强"等。

② 如果某广告宣传称有促销活动，则不可以轻信。

　　国家工商行政管理部门早有规定，禁止审批和发布任何有奖销售、让利销售以及馈赠、降价等形式的药品广告。因为药品是特殊的商品，如果未成年人、无行为能力人获馈赠误服用，后果不堪设想。

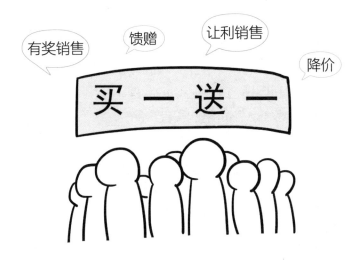

 违法广告主则会无视国家有关规定，常常大搞所谓的"爱心大赠送""买一送一""千万元送大礼行动"等。

如果某广告看似新闻，内容中夹杂着一些所谓的"真实病例"，则不可以轻信。

这实际上是披着新闻外衣的药物广告。违法广告大多玄虚地表述发明人的经历和药品发明过程，同时大篇幅地介绍药品成分、疗效和治愈病例。新闻式广告一个最明显的特点是，在文后附有联系电话或地址。

 如果某广告宣称"攻克医学难题""填补治疗某种病特效药的空白"，则不可轻信。

就目前的医疗水平而言，一些疾病如癌症、类风湿关节炎、红斑狼疮、肝硬化、肾炎等尚无特效治疗药物。违法药品广告常常利用患者求医心切的心理，打出"治疗疑难杂症"的幌子，诱惑人高价格购买其产品。

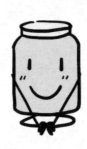

素养25
长期或剧烈腹泻时要大量饮水和补盐

当人体因腹泻或疾病、创伤、感染时，由于处于病态，体内的水、电解质和酸碱度容易失去平衡。若这种失衡超过了人体的代偿能力，将使水、盐的代谢发生紊乱，常见脱水症和钠、钾代谢的紊乱（低钠、低钾），严重者可危及生命。

正常状态下的成年人，在适宜的气候下，每天需水量约为30~50毫升/千克才能将尿量保持在生理范围内。因此，在针对腹泻病因治疗的同时，还应及时补充水和电解质，以纠正不平衡状态。

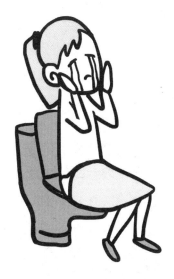

口服补液盐，每袋加500~1000毫升凉开水溶解，以50毫升/千克体重于4~6小时内服完。

素养26
便秘不可以乱吃泻药

便秘 仅是一种症状，不一定就是疾病。便秘是由于粪便在肠内停留过久，水分太少，表现为大便干结，并感到排便费力、排出困难和排不干净。

有些人群在便秘同时，可出现下腹部膨胀、腹痛、恶心、食欲减退、口臭、口苦、全身无力、头晕、头痛等感觉，有时在小腹左侧（即左下腹部乙状结肠部位）可摸到包块（即粪便）及发生痉挛的肠管。

治疗便秘常用缓泻药，包括容积性、刺激性、润滑性和膨胀性泻药。应用时宜按便秘的类型来选用。

1 慢性功能性便秘

 药物

 用量

药物	用量
可选服**乳果糖**，服后能显著降低老年人粪块嵌塞的发生率。	口服一次 10 ~ 20 克，一日 1 次。
65%乳果糖糖浆剂（杜秘克）	口服一次 10 ~ 40 毫升，最大剂量为一日 60 毫升。
酚酞（果导）片	口服一次 0.1 ~ 0.2 克。
欧车前亲水胶，为容积性泻药，在肠道内可吸附液体，使粪便软化容易排出。	成人口服一次 6 克（1 包），一日 1 ~ 3 次；6 ~ 12 岁儿童一次 3 克，一日 1 ~ 3 次，用水 300 毫升搅匀。

2 急、慢性或习惯性便秘

药物

可选比沙可啶（便塞停），通过与肠黏膜接触，刺激肠壁的感受神经末梢，引起肠反射性蠕动增强而导致排便，产生柔软而成形的粪便。

用量

一次 5 ～ 10 毫克，睡前整片吞服，但在服后 6 ～ 12 小时才生效。

3 低张力性便秘

药物

可使用甘油栓，能润滑并刺激肠壁，软化大便，使粪便易于排出，其作用温和。

或与山梨醇混合制成灌肠剂（开塞露），既有润滑作用，又可刺激直肠肠壁，反射性地引起排便，尤其适用于儿童及年老体弱者。

用量

一次 1 枚塞入肛门，一日 1 ～ 2 次，多于给药后 30 分钟见效。

成人一次 20 毫升，儿童一次 5 ～ 10 毫升，由肛门注入。

4 急性便秘

药物

用量

硫酸镁为容积性泻药，口服不易吸收，停留在肠腔内，使肠内容积的渗透压升高，阻止对肠腔内水分的吸收，同时将组织中的水分吸引到肠腔中来，使肠内容积增大，对肠壁产生刺激，反射性地增加肠蠕动而导泻。其作用强烈，排出大量水样便。即可单独使用，又可与山梨醇或甘油配伍。

成人口服一次 5 ~ 20 克，儿童一次每周岁 1 克。同时应大量饮水。

5 痉挛性便秘

药物

用量

可选聚乙二醇粉（福松），服后易溶于水而形成黏性的胶浆，能润滑肠壁，软化大便和调节稠度，使粪便易于排出。不良反应少，刺激性小。

成人口服一次 1 ~ 2 袋，每袋 10 克溶于水后服用。

另同类药尚有羧甲基纤维素钠，易分散于水中形成黏性的胶状液体，可润滑肠壁，并吸收大量水分膨胀后刺激肠壁，引起便意，导致排便。

成人口服一次 2 克，一日 3 次，以温开水冲服。但老年人一日服用不宜超过 2 克。

骨关节炎易发生的部位较多，日常生活应注意保护软骨

　　骨关节炎好发于髋、膝、肩、手、指、腕、踝、颈、腰等处，病程进展缓慢，初始并非炎症性的，发病隐匿而逐渐加重，常累及1个或几个关节。早期表现为关节酸痛，活动渐受限，症状时轻时重，休息时可减轻，劳累后加重，后期常有畸形，一般无强直。

　　为避免骨关节炎的发生，日常生活中应注意保护软骨，方法有很多，具体有：

1　保持良好的体姿，躺下时膝盖的负重几乎是0；站立和走路时负重约是上半身体重1～2倍；上下坡或上下阶梯的时候，是3～4倍；跑步时，则是4倍；打球时，大约是6倍；下蹲和跪地时，约是8倍。

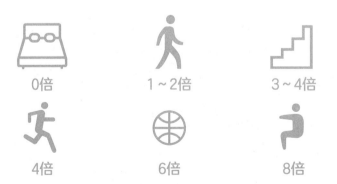

| 0倍 | 1～2倍 | 3～4倍 |
| 4倍 | 6倍 | 8倍 |

2　保持适宜的体重，以减轻作用于膝关节上的承重力。

2 基本技能

3 避免不科学的持续性的蹲位和剧烈的运动，如骑车、爬山、爬楼梯等膝关节屈曲位负重用力地锻炼。

4 锻炼股四头肌，大腿股四头肌内侧头在膝关节最后30度伸直和锁定膝关节、保持膝关节稳定性方面起着重要的作用，它的强健有利于稳定膝关节，减少膝关节内不正常的撞击，减少骨性关节炎发病率，保持膝关节的正常活动。因此，经常锻炼股四头肌（平直的躺在床上，利用双脚作伸展运动），有利于关节的修复。

5 保暖（热敷或理疗），骨科疾病适宜保暖，温度可激活酶的活性，促进软骨的修复。

6 改变足底着地（以足尖着地）的姿势，转换骨组织的角度，减少关节磨损。

7 多食优质的蛋白质（鱼虾、蛋、奶）。

8 服用硫酸软骨素、氨基葡萄糖（氨糖软骨素）、胶原蛋白或关节腔内注射透明质酸。

素养28
被毒蛇咬伤的紧急处理措施

　　毒蛇大多出没于潮湿和炎热地带，咬伤多发生在夏秋季节，在农村、沿海、山区的赤脚农民、牧民、猎户中多发，常见于下肢和足部。

　　被毒蛇咬伤后，蛇体的神经毒、心脏毒、出血毒及酶的毒性使人出现头晕、眼花、眼睑下垂、胸闷、气促、心悸、痉挛、语言困难、牙关紧闭、畏寒、出冷汗等症状，严重者可出现昏迷、惊厥、休克，如不及时抢救，可能有生命危险。

 被咬伤后，紧急处理措施是：

1
先用绳索、鞋带或纱布条将伤口的近心端捆绑起来（每隔大约0.5小时放松1次），以防止带有毒素的血液和淋巴液回流。

2
再用20%肥皂水冲洗，后用附近的河水、井水、泉水或自来水冲洗，必要时将伤口周围切开，使用吸奶器、拔火罐或嘴吸吮毒液。

3
肌内注射地塞米松（氟美松）10毫克，同时口服季德胜蛇药片，一次6片，一日3次。

2 基本技能

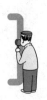

素养29
硝酸甘油是治疗心绞痛急性发作的首选药

心绞痛 是指心肌氧的消耗与氧供应之间暂时不平衡所引起的发作性胸痛综合征。在欧美国家，其发病和死亡率均居首位，在我国也常见，尤其是40岁以上的中老年人。

冠状动脉（冠脉）粥样硬化是心绞痛最常见的原因；其次，冠脉痉挛、畸形、炎症、严重的主动脉异常、心肌病、大动脉炎引起的冠脉纤维化等使冠脉血流不能满足心肌代谢的需要，从而导致心绞痛。

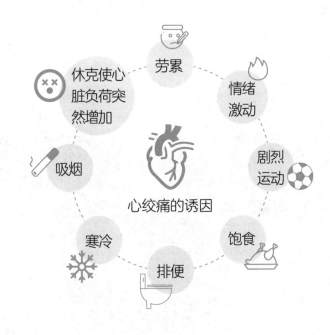

心绞痛的诱因

劳累　情绪激动　剧烈运动　饱食　排便　寒冷　吸烟　休克使心脏负荷突然增加

典型的心绞痛者，发作时在胸骨后或左前胸感到阵发性绞痛或闷痛，可向左肩放射性疼痛，引起背痛。

急性心绞痛发作时应立即停止一切活动，就地休息，平静心情，立即将起效快、作用持续时间短的抗心绞痛药含服或喷雾用以急救。

心绞痛药物

1 硝酸甘油是治疗心绞痛急性发作的首选药，一次0.3～0.6毫克，舌下含服，疼痛约在2分钟内消失。

2 硝苯地平对稳定型心绞痛更为适用，一次10～20毫克，舌下含服。

3 长期控制可服硝酸异山梨酯（消心痛），一次20毫克，一日3次。

硝酸酯类化合物可直接松弛血管平滑肌，尤其是小血管平滑肌，使周围血管扩张，外周阻力下降，从而降低心肌耗氧量，缓解心绞痛症状。

素养30

服用阿司匹林有讲究

 阿司匹林不是人人皆宜，服用前要做好准备。

1 注意识别有心脑血管不良事件的高危人群，严格遴选适应证（权衡用药后获益超过用药风险的人群），阿司匹林并非人人皆宜。

高危人群

50岁年龄（男性≥50岁，女性绝经期后）

+

一项基础疾病（高血压≥150/90毫米汞柱、糖尿病、血脂异常、肾功能不全、家族病史）

+

一项危险生活习惯（吸烟、酗酒、肥胖、动脉粥样硬化、不运动、久坐）

2 控制年龄：30岁以下的青年人不推荐使用（没有服药后获益的证据），70岁以上老年人服用要慎重。适宜的年龄为男性≥50岁，女性绝经期后（50~55岁）。

3 对有消化道溃疡病（胃溃疡、十二指肠溃疡、出血）的人，用前先根治胃溃疡，根除幽门螺杆菌（Hp）。

4 有高血压的人群，先要控制好血压，血压≤135/85毫米汞柱，否则易致大出血！

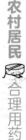
农村居民合理用药

5　提倡餐中服用。

6　长期应用抗血小板药阿司匹林、氯吡格雷时，应将剂量调至最低，阿司匹林75～100毫克/日，氯吡格雷75毫克/日。

7　服后要注意观察大便的颜色（是否为柏油便）、牙龈、口腔、鼻腔、胃肠、阴道的出血情况（月经量是否增多），经常到医院监测血常规。

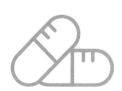

8　遇到择期手术（手术、介入、拔牙前）或创伤时，需于7天前告知手术医生正在服用阿司匹林或氯吡格雷，由医生判断是否需要停药。

9　胃肠道出血高危者服用，建议联合质子泵抑制剂或H_2受体阻滞剂，服前30分钟给予，例如西咪替丁、奥美拉唑、雷贝拉唑、硫糖铝、米索前列醇，以树立胃保护屏障，减少阿司匹林对胃肠黏膜的直接刺激。

不同类型降糖药，服用时间不同：餐前0.5小时，餐中，餐后0.5~1小时

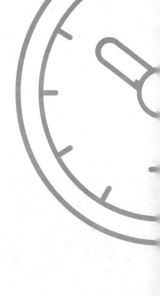

1 餐前0.5小时：格列本脲、格列吡嗪、格列喹酮、格列齐特等的降糖作用不依赖于血糖水平，需服后30分钟起效，约2小时达到降糖高峰，进食时间正好是药物起效的时间，伴随食物的消化吸收，药物的作用也同时增强，在餐后2小时左右达到降糖峰值，以利于餐后血糖的控制。

此外，磺酰脲类促胰岛素分泌剂的降糖作用迅猛，易出现低血糖反应，餐前服后及时进餐，也可延缓此不良反应；瑞格列奈、那格列奈起效快，在空腹或进食时服用吸收良好，餐后给药（脂肪餐）可影响吸收，使血浆达峰时间和半衰期延迟。如服用上述药的缓释、控释制剂，建议早餐前30分钟顿服或第一次正餐前30分钟服用。

2 餐中：二甲双胍可全面兼顾空腹、餐后血糖，作用与进餐时间无关，但其不良反应主要是胃肠不适，包括恶心、呕吐、腹泻、腹胀等，为减少上述反应，可随餐服用（部分患者可在餐后，但服用肠溶制剂宜在餐前30分钟）阿卡波糖、伏格列波糖、格列美脲。

阿卡波糖、伏格列波糖应在就餐时随第1～2口饭吞服，以增强降糖效果（餐中有双糖的靶标），并减少对胃肠道刺激（腹痛、腹胀、肠鸣音亢进），减少不良反应，增加患者依从性。

中国人食谱中以碳水化合物（馒头、米饭、面条、包子）为主，由多糖、双糖转化为葡萄糖（单糖）数量较多，阿卡波糖等主要抑制小肠的α-葡萄糖苷酶，延缓食物中多糖、双糖转化为可吸收的葡萄糖（单糖），餐后服用其糖转化过程已近结束，错过最佳的作用时间，疗效减弱。格列美脲在早餐或第一次就餐时服。

3 餐后0.5～1小时：与进餐无关，食物对药物的吸收和代谢影响不大的药物可在饭后口服，如罗格列酮。

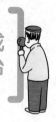

老年性骨质疏松选择钙剂、维生素D或一种骨吸收抑制剂的"三联药物"治疗，为目前公认的治疗方案

骨骼　　骨骼是有强度的，也是一个有生命的结构，伴随着身体的生长而不断地更新。

骨骼在儿童和青春期一直在增加，30多岁时达到峰值骨量，即骨骼发育的顶峰时期，此时骨吸收和骨丢失达到平衡。但到中年后，男、女约在40岁时便开始出现与年龄相关的骨丢失（且持续性丢失），尤其处于绝经期的女性丢失速度会更快，导致骨质量降低，骨质变轻、更弱，失去应有的强度，常伴有骨质脆性增加，易发生骨折，导致骨质疏松症。

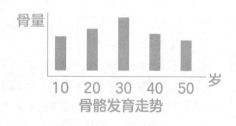

骨骼发育走势

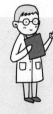

老年性骨质疏松症：可选择钙剂、维生素D或一种骨吸收抑制剂（以双膦酸盐尤其是阿仑膦酸钠）的"三联药物"治疗，为目前较为公认的治疗方案。联合应用的疗效协同或加强，能够降低甚至逆转老年人骨丢失，增加骨密度，降低骨折的危险性。

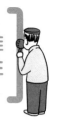

绝经后妇女的骨质疏松可在钙剂和维生素的基础上，联合雌激素或选择性雌激素受体调节剂治疗

妇女绝经后骨质疏松：在基础治疗（即钙剂+维生素）的基础上，联合雌激素或选择性雌激素受体调节剂治疗，其理论基础在于：

❶ 无论男性、女性，性激素均明显影响终生的骨健康。

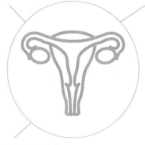

❸ 雌激素受体调节剂联合应用孕激素可预防子宫内膜癌。

❷ 雌激素受体调节剂治疗可有下列益处：
  a. 减轻绝经期妇女血管运动失常的症状和泌尿生殖器的萎缩；
  b. 减少脊柱和髋关节发生骨折的危险性；
  c. 维持绝经期妇女脊椎骨密度；
  d. 提高绝经期妇女的生活质量，减轻疼痛和缓解症状；
  e. 使尿失禁、牙齿脱落、体重增加和腹部肥胖明显减少。

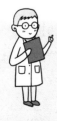

此外，降钙素可用于妇女绝经后骨质疏松的治疗，推荐降钙素，一般一日100U皮下注射，或200U鼻吸入。或降钙素肌内注射用于缓解骨质疏松症所引起的疼痛，一次10U，一周2次，或一次20U，一周1次。

痛风急性发作期应尽早使用抗炎药

痛风急性发作期应尽早使用抗炎药。
应迅速给予秋水仙碱。

 药物　　　　　　　　　　 用法

秋水仙碱

❶首剂0.5~1毫克顿服，以后每隔2小时给予0.5毫克，至疼痛缓解为止。

❷第1日一次1毫克，一日3次。
第2~3日一次1毫克，一日2次。
第4日及以后一次1毫克，一日1次，于晚间睡前服用。

❸如出现胃肠道反应不能耐受时，减量为一次0.5毫克，一日1~3次。能使多数患者在24~48小时急性症状缓解，总量不超过5毫克。
如病情需要，4~6小时后再给1毫克，总量不超过5毫克。

对疼痛者联合应用吲哚美辛（消炎痛），可迅速控制大多数患者的急性发作，其效果并不亚于秋水仙碱。一般在用药后4小时内开始生效。

药物

 用法

吲哚美辛　初始剂量一次 25 ~ 50 毫克，每隔 8 小时给予一次，疼痛缓解后改为一次 25 毫克，一日 2 ~ 3 次，直至完全缓解。

布洛芬控制急性发作效果不如吲哚美辛，多在72小时内发挥疗效，但不良反应小。

 药物

 用法

布洛芬　剂量为一次 0.2 ~ 0.4 克，一日 2 ~ 3 次。

糖皮质激素能使症状迅速缓解，但停药后易复发，仅在上述药无效时才使用。

 药物

 用法

泼尼松　一次 10 毫克，一日 3 ~ 4 次，症状缓解后逐渐减量停药。

2 基本技能

胃黏膜保护药适宜餐前服用

很多药品的作用、疗效、不良反应与人体的生物节律（生物钟）有着极其密切的关系。同一结构与活性药品的同等剂量可因给药时间不同，作用、疗效和不良反应也不一样。因此，依据人体生物节律和时辰药理学，选择最适宜的服药时间，可达到以下效果：

1 顺应人体生物节律的变化，充分调动人体积极的免疫和抗病因素。

2 增强药物疗效，或提高药物的生物利用度。

3 减少和规避药品不良反应。

4 降低给药剂量，节约医药资源。

5 提高患者的用药依从性。

🔊 餐前与隔夜空腹（至少8～10小时未进任何食物，饮水除外）有所区别。餐前服用系指进餐前约30分钟服用，部分药品可提前约60分钟。

胃黏膜保护药适宜餐前服用，氢氧化铝或复方制剂（胃舒平）、复方三硅酸镁（盖胃平）、复方铝酸铋（胃必治）等餐前服用可充分地附着于胃壁上，形成一层保护屏障；鞣酸蛋白餐前服可迅速通过胃进入小肠，遇碱性小肠液而分解出鞣酸，起到止泻作用。

除肠溶片外，缓释、控释制剂在服用时不可嚼碎

药品与手术、放射、康复、营养、心理等均为主流的治疗手段，几乎每一位患者在疾病治疗过程中均要接触药品，尤其大部分慢性病（如高血压、糖尿病、脑卒中等）患者需要长期乃至终身用药，这意味着患者几乎在一生中的每一天都在用药。因此，为提高治疗效果、减少药品不良反应，就需要选择正确的方法用药。

对于缓释、控释制剂，制剂工艺具有特殊的渗透膜、骨架、泵、储库、传递孔道等结构，一般不可掰开或咀嚼应用（有刻痕制剂除外），以免破坏剂型的缓控释放系统而失去其缓、控释作用。

硝苯地平控释片是通过膜调控的推拉渗透泵原理制成的，需整粒服用。

氯化钾控释片采用膜控法制成，也不可掰断服用。

只有基质控制法（骨架控制法）的少数品种，如曲马多缓释片采用特殊缓释技术使其可使用半粒，有划痕的琥珀酸美托洛尔缓释片可以掰碎服用。

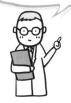

2 基本技能

063

皮肤破损、黏膜溃疡、开放性创面不宜直接用碘酊

碘酊

碘酊俗称"碘酒"，其中成分含有碘、碘化钾和乙醇，浓度以碘计有0.1%、2%、5%和10%四种。

碘酒

0.1% 用于手术者的手部浸泡消毒。

2% 用于注射药物前的皮肤、皮肤咬伤、擦伤、挫伤、疖疮的消毒和消肿。

5% 用于手术区域皮肤消毒。

10% 用于指甲癣和甲沟炎。碘可卤化细菌蛋白，杀灭细菌和防止腐烂，其杀菌和腐蚀力与浓度呈正比。

使用碘酊应注意下列问题：

1 使用2%碘酊于注射的皮肤区域涂敷消毒后，可即以70%的乙醇（酒精）脱碘，以减少对皮肤的刺激。

2 用于疖肿、水肿、脓疱和扁平疣时，以2%碘酊直接涂敷，不需脱碘。

3 碘酊不宜与红汞溶液（红药水）同时应用，以免两者反应生成碘化汞钾，具有强烈的毒性而损伤皮肤，引起溃烂。

4 对破损的皮肤、溃疡的黏膜、开放创面不宜直接应用碘酊，以免导致强烈的刺激和疼痛。

5 部分人群对碘过敏，严重者可休克或致死，极度敏感的人宜给予注意。

6 碘可以自行挥散，用后一定要拧紧瓶盖，放置时间不宜超过2年。如儿童误服，可立即喝米糊、米汤或稀粥，使淀粉和碘结合成蓝色的结合物，从而减少刺激。

2 基本技能

95%的乙醇不可用于皮肤消毒，70%的乙醇才可以

乙醇

乙醇俗称"酒精"，其浓度以乙醇计有95%、70%、50%和30%四种。

乙醇

95% 用于医用燃料和配制各种浓度的酒精。

70% 用于注射前皮肤、皮肤咬伤、擦伤、挫伤、疖疮的消毒和消肿。

50% 可促进皮肤局部的血液循环，涂拭可防止长期受压和卧床而生成褥疮，或外伤、挫伤引起的肿胀。

30% 外涂可挥散，涂敷于颈部、腋下、腹股沟、前额部，可带去一定的体表热量，用于散热降温。

95%的乙醇不可用于皮肤消毒，其可使细菌表面凝固成膜，妨碍乙醇穿透进入细胞，消减杀菌能力；只有70%的乙醇可渗透进入细菌细胞内，使蛋白质变性，凝固而杀灭细菌；低于此浓度，其渗透力和脱水减弱，杀菌力不强。使用乙醇应注意下列几个问题：

1　注射药物前使用70%的乙醇脱碘后，稍微晾干片刻，以减少对皮肤的刺激。

2　乙醇易燃烧，用时宜注意防火，万一出现火情立即用湿布盖压。

3　对破损的皮肤、溃疡的黏膜、渗出的水肿、开放的创面不宜直接应用乙醇，以免导致强烈的刺激和疼痛。

4　部分人群对乙醇过敏，极度敏感的人宜注意。

5　乙醇可以自行挥散，用后要拧紧瓶盖。

被犬、猫咬伤、抓伤不要慌，应正确处理伤口

① 被犬、猫咬伤、抓伤后，伤口处立即用20%肥皂水反复彻底地冲洗。

② 冲洗后用2%碘酊或酚溶液（石炭酸）烧灼。

③ 再用95%酒精中和剩余的腐蚀剂。必要时开放伤口，切除部分组织，或拔火罐引出血液和组织液，注意伤口不要包扎或缝合。

④ 于当日注射人用浓缩狂犬疫苗，选择上臂三角肌或臀部肌内注射，液体疫苗一次2毫升（冻干疫苗1～2毫升），于第4日（以下类推）、7日、14日、30日各注射1次，儿童剂量相同。

对严重咬伤或多处被咬伤者（头、面、颈、手指被咬，3处以上咬伤，或咬穿皮肤及舔触黏膜者）应按上法注射，并于当日、第4日剂量加倍。同时联合肌内注射（或局部浸润）抗狂犬病免疫血清。

凡联合注射抗狂犬病免疫血清者，须在疫苗注射结束后再补充注射2～3次加强针，即于注射后第15、75日或第10、20、90日分别注射疫苗2毫升。对未被咬伤者可行预防注射，一次2毫升，于当日、第8、21日各注射1次。

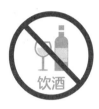 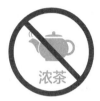 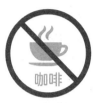

在注射疫苗期间忌饮酒、浓茶、咖啡

注射部位出现红肿或全身有荨麻疹等过敏反应，应尽量继续注射，同时给予抗过敏药，必要时可减量或暂停。如发生神经炎、瘫痪、脑膜炎或脑脊髓炎等，则依病情考虑停止注射。

在护理上宜隔离患者，卧室内光线宜调节得暗些，保持安静并避免各种刺激。对烦躁或惊厥者，可肌内注射苯巴比妥（鲁米那）0.1～0.2克或地西泮（安定）10～20毫克。

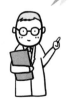

乙肝患者得了感冒，应慎服感冒药

　　乙肝患者应慎服感冒药。这是因为，常用的感冒药物中常含有容易导致肝脏受损的化学成分，即便按规定剂量服用也可能出现意料不到的副作用。由于乙肝患者的肝脏解毒功能受限，对药物十分敏感，若盲目服用感冒药，容易导致已受损的肝脏再次受伤。感冒药是导致药物性肝损害的药物之一，因此，乙肝患者要慎用感冒药。

　　乙肝患者一旦得了感冒，应根据具体情况来诊治，不一定非要吃感冒药。

没有出现发烧症状的，不一定要吃药，可以多喝水、多休息、清淡饮食，观察即可。

如果感冒且伴有发烧、咳黄痰等症状，说明体内可能有细菌感染，应到医院进行血液化验检查，如果白细胞高于正常水平，应在告知医生自己乙肝病史的前提下，请医生开一些适宜病情的抗感染药物，这样不仅能减少药物对肝的损害，还能保证治疗有效。

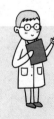

比慎重用药更重要的是，乙肝患者平时应多注意增强自身的免疫力。要合理膳食，均衡营养，加强身心锻炼，不断增强身体的免疫力，这样身体才能更好地抵挡病毒的侵袭，少患感冒，对肝病的治疗也有很大的益处。

乙肝患者治疗时，宜早期用药，综合治疗

1 宜早期用药，不宜大意拖延

大量临床调查显示，大约80%的乙肝病毒携带者并无明显症状，只有少数患者在出现典型的肝病症状时，才会被发现。一般情况下，这种由潜伏状态到发病状态的间隔时间都很长，因此如果能够及时地发现症状，给予正确的治疗，一般急性患者都可能痊愈，不会向慢性化演变；即便是慢性患者，若及时用药，对预后也十分有益。

因此，治疗乙肝，宜早不宜晚，宜及时，不宜拖延。

2 宜综合治疗，不宜单一片面

抗病毒治疗是乙肝治疗的主要手段。目前，治疗乙肝并没有特效药，因此，治疗时宜采取综合疗法：①抗病毒治疗，可抑制病毒的复制和消除病毒；②减少肝脏炎症；③促进肝细胞的恢复与再生；④减少和防止肝纤维化。

有资料表明，近年来肝硬化的发病率明显增高，其中很大部分患者是由乙肝发展而来的。肝硬化形成后，治疗起来非常困难，而且可转为肝癌。出现这种情况与在过去的治疗中片面强调抗病毒，忽视保肝治疗，没有对肝细胞进行有效保护存在着密切关系。

单一片面的治疗不仅难以奏效，还可能导致病情加重。所以，宜采用综合治疗的方法。

常见阴道炎有9种，用药有差别

　　常见的阴道炎有9种不同的类型。不同人群，不同种类的阴道炎治疗用药是有差别的。有些女性经过治疗之后，发现阴道炎总是反反复复，难以治愈。这往往是不对症治疗导致的。治疗阴道炎应该对症下药，并在医生指导下正确使用，谨防反复。

1 滴虫性阴道炎

病因 由阴道滴虫引起。

症状 主要表现为外阴瘙痒，白带增多并呈淡黄色泡沫状，严重时混有血液。

治疗 可用甲硝唑或替硝唑口服，及阴道内放置灭滴灵栓或替硝唑栓，7~10天为一个疗程；连续3个月，每天用1%乳酸液冲洗外阴。

2 念珠菌性阴道炎

病因 由念珠菌感染引起。

症状 主要表现为豆腐渣样白带及外阴瘙痒。

治疗 可口服氟康唑胶囊或伊曲康唑；使用克霉唑栓、硝酸咪康唑阴道栓阴道用药，一日两次。

3　细菌性阴道炎

病因　致病原多为加特纳杆菌。

治疗　可使用地美硝唑，每日口服2~3次，7~10天为一个疗程；或每日口服替硝唑；局部用药可使用地美硝唑或替硝唑栓阴道用药，每晚一次，共10日。

4　淋菌性阴道炎

病因　由致病原淋病奈瑟菌引起。

症状　表现为下腹部疼痛，阴道分泌物增多，白带显脓性。

治疗　使用青霉素类、头孢类抗生素等敏感药物正确、足量、规则、全面治疗。

5　婴幼儿阴道炎

病因　多见于穿开裆裤的小女孩。

症状　主要为外阴红肿，阴道内有流水样分泌物，有灼痛感。

治疗　应针对病原体选择敏感的药物，用吸管将之滴入阴道。同时保持外阴清洁、干燥。

6　少女初潮阴道炎

症状 为会阴部有下坠及灼烧感，阴道分泌物增多，甚至呈脓样分泌。

治疗 治疗时，应在临睡前清洗阴道口和外阴，拭干后用洁净的手指慢慢将硝酸益康唑栓推入阴道。

7　紧裆裤阴道炎

病因 通常是穿过紧的三角内裤和紧身健美裤而引起的。

症状 主要为阴道和大小阴唇瘙痒，并伴有尿频、尿急。

治疗 可每晚服用环丙沙星或维生素C，也可以服用妇炎宝等中成药。

8　老年性阴道炎

病因 绝经后妇女常见病。

症状 表现为外阴瘙痒或灼热感，阴道分泌物增多，呈淡黄色，严重者有血性脓样白带，并伴有臭味。

治疗 可用1%乳酸液冲洗外阴，甲硝唑或氧氟沙星阴道局部放置。炎症较重者，可遵医嘱将结合雌激素软膏置入阴道，全身用药可口服尼尔雌醇。

9　孕期阴道炎

治疗 应选用对胎儿无明显不良影响的药物，如念珠菌性阴道炎可选用克霉唑栓等外用药物。

宫颈炎在治疗期间应禁房事，注意休息，避免劳累

宫颈炎在治疗期间应禁房事，注意休息，避免劳累。注意性卫生，每天清洗阴部，先洗前阴，然后洗后阴，并用专用毛巾。

保证休息，多食水果蔬菜及清淡食物。

1

2 保持外阴清洁，常换内裤，内裤宜柔软，选用纯棉或丝织品，防止炎症发生。

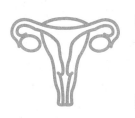

3 在创面尚未完全愈合期间（手术后4～8周）应避免盆浴、性交及阴道冲洗等。

4 在手术后1个月和2个月内，于月经干净后定期到医院复查，以了解创面愈合情况。

5 慢性子宫颈炎病程长，患者往往缺乏耐心，医生应耐心向患者解释病情，使患者树立信心，主动配合治疗。

6

慢性宫颈炎患者，在治疗前应先做宫颈刮片，排除早期宫颈癌。

2 基本技能

更年期综合征的妇女可通过周期性疗法和连续性疗法进行激素补充

一般更年期及停经妇女的激素补充疗法可分为2类，包括周期性疗法与连续性性疗法。

激素补充疗法

周期性疗法

雌激素每天吃，黄体素周期性地使用12~14天，让妇女有规律的月经，黄体素停用期间会有子宫出血情形，这一现象是所谓的人工月经。

连续性疗法

每天使用雌激素及黄体素，而且黄体素的量可以减少，这样就不会造成出血。当更年期妇女不再希望有人工月经时，建议使用连续性疗法，而且更年期症状不会再出现，这也是目前治疗的新趋势。

虽然激素治疗有一些好处，但医生建议，服用女性激素之前一定要与妇产科医师认真讨论，对激素补充疗法及副作用加以衡量后才能放心服用。

夏季防中暑，正确使用人丹、藿香正气液、十滴水

中暑，大家都知道可以吃人丹、藿香正气液、十滴水等，但是什么情况下用什么药，或者哪些人不能用这些药，很多人就一头雾水了。下面就给大家介绍一些常见中暑药物的常识。

1 人丹

中暑的人体温会升高，暑邪伤津耗气，会感到口渴、乏力、头昏、注意力不集中、动作不协调等。这种情况多见于在持续高温天气下进行长时间户外活动的人，用人丹有效。

功效　人丹具有清热解暑、避秽止呕的功效，主要用于因高温引起的头痛、头晕、恶心、腹痛、水土不服等。

禁忌　服用人丹期间，不宜服用滋补性中药，儿童、孕妇、年老体虚者，以及冠心病、糖尿病等慢性病患者应该在医生的指导下用药。

2 藿香正气药物

夏季气温高，湿度较大，在人们疲劳体虚时，暑湿容易侵犯人体脾胃，影响脾胃的消化运转功能。人们常常会感到

头痛胸闷、浑身酸沉、胃口不好，甚至上吐下泻。这时候，藿香正气系列的防暑药正好可以派上用场。

功效 藿香正气系列有丸剂、水剂、胶囊等多种剂型，具有解表化湿、理气和中的作用，主要用来治疗暑湿所致的中暑、感冒和肠胃疾病等。

禁忌 由于藿香正气水药效较强，小儿和年老体虚者应在医生指导下服用。还要注意的是，酒精过敏者应慎用藿香正气水，可选择藿香正气的其他剂型。

3 十滴水

头晕恶心用十滴水。十滴水是常用的治疗暑病的成药之一，源于民间经验方，由大黄、辣椒、小茴香、樟脑、薄荷油、桂皮、干姜组成。

功效 具有健胃、祛暑等功效，对于中暑所致的头晕、恶心、腹痛、胃肠不适等十分有效。

禁忌 十滴水中的樟脑成分对孕妇和胎儿有害，要慎用。

正确使用开塞露的方法

　　开塞露的成分含有硫酸镁、山梨醇液（45%～50%）或甘油。直肠给药后能刺激肠壁，引起便意，导致排便，并有润滑作用。适用于治疗各种便秘，但对大便干燥结成块状者效果不佳。或用于手术前、肠道检查前的肠道清洁。灌肠成人一次20～110毫升，儿童一次5～30毫升，一日1～3次。

　　正确使用开塞露的方法：

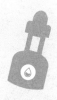

1 肛门插入的深度应适宜，距离肛门口成人为6～10厘米，儿童3～6厘米。

2 取下盖帽，使用时将容器顶端剪开成钝口，涂上少许油或稍挤出少许药液，以润滑管口，徐徐插入肛门，将药液挤入。在冬季使用时可先将包装用热水预热。

3 灌肠的速度不宜太猛，灌后以棉花按住肛门，一般于10～15分钟后可排便。

　　需要注意的是：剧烈腹痛、恶心、呕吐者及新生儿、幼儿禁用。

2 基本技能

新生儿用药量宜少，用药间隔应适当延长，同时用药不宜过久，否则易发生中毒

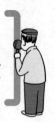

1　新生儿皮肤薄，皮肤局部用药吸收较多，容易引起中毒。

2　药物经口服后，胃肠道吸收的差别很大，如氯霉素吸收慢，磺胺类药可全部吸收；皮下和肌内注射由于四周血循环不足往往影响药物吸收和分布。

3　静脉吸收最快，药效可靠，但有些药物如磺胺药应用后，易引起新生儿黄疸加重，甚至侵入脑组织造成核黄疸，因此磺胺类药不宜用于新生儿。

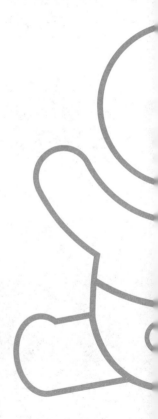

4   由于新生儿肝脏发育不成熟，某些酶类缺乏，某些药物应用后可引起生命危险，如氯霉素可引起新生儿灰婴综合征，严重者可致死。

5   新生儿肾功能发育不全，对巴比妥类、氨苄青霉素、庆大霉素等药物排泄缓慢，直到满月后，肾功能才逐渐完善。

因此，一般新生儿用药量宜少，用药间隔应适当延长，同时用药也不宜过久，否则易发生中毒。

2 基本技能

孕期患感冒、胃肠道疾病、甲状腺功能减退症等疾病时，一定要及时就医

1 感冒等呼吸道感染：

孕妇妊娠期患感冒很常见，但大多数人因惧怕影响胎儿不敢用药。其实，许多病毒都可以通过胎盘，造成宫内感染，导致胎儿畸形、心肌炎、先天性心脏病甚至死胎等严重后果。所以，当患呼吸道疾病时应早检查，如确实需要用药，及早用药是利大于弊的。

2 胃肠道疾病导致腹泻：

若不严重可以不用药，但是腹泻是可以导致宫缩的，所以可酌情使用调节菌群的药物等；若存在感染甚至已经转为痢疾，那么用药治疗更是不可避免的。泌尿系统感染也是一样，拒不用药会有导致肾炎的危险。

3 甲状腺功能减退症：

近年来较为多见，若在孕期患病不治疗的话，会影响胎儿的宫内发育以及智商。所以及时通过合理、适量的药物补充甲状腺激素对孩子是有益无害的。

 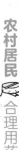

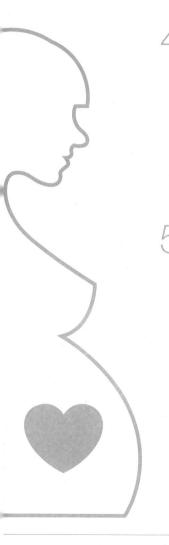

4　妊娠期糖尿病：
诊断标准较普通糖尿病要严格许多，一旦确诊就要先控制饮食一周，若无效则应用药治疗，否则高血糖会影响胎儿的宫内发育甚至造成死胎，或导致孩子也患上糖尿病。妊娠糖尿病不能口服降糖药物，而需要打胰岛素治疗。

5　妊娠期高血压：
会引起血管收缩，使胎盘的血供受到影响，导致胎儿发育不良，或导致孕妇患肾病、子痫等多种并发症。因此，及时的诊断、治疗也是必要的。

素养49
煎煮中药最好选用砂锅和陶罐

　　煎中药是为了使中药材里的有效成分溶解入水中，便于饮用和治疗疾病。

🔊 中药煎煮过程的各个环节，必须规范操作，否则不但药材的成分不能充分利用，还可能使药性发生改变，对人体造成危害。

煎中药宜注意以下问题：

煎药容器　最好使用砂锅和陶罐；玻璃烧杯、搪瓷杯（瓷面完好，不露铁）次之；铁锅、铜锅、铝锅、锡锅不宜使用。因为中药里含有鞣酸、有机酸成分，与金属可发生反应，生成沉淀，对人体不利。

水质　自来水最好，如以河水、湖水、泉水、井水、池塘水煎煮中药，应沉淀1小时再用。

水量

水量要适宜，一次加足，水多则使药液淡而量大，尤其对水肿者可加重病情；水少煎煮易干焦，有效成分提取不完全。煎煮的加水量，以药材重量计，首剂每10克药加水100毫升，次剂每10克药加水60毫升。同时要视药性而定：
❶ 解表药首次加水400～600毫升，次剂280～300毫升；
❷ 一般药分别加水500～700毫升、300～350毫升；
❸ 滋补药分别加水700～900毫升、400～450毫升。

 煎煮次数

通常1剂药可煎煮2次，混合后平均为2份，煎后药液的适宜容量：成人为100～150毫升，儿童为50～75毫升。

火候

煎煮一般药先用武火（大火），煮沸后改用文火（小火）；对解表药，始终用武火，以取其芳香之气。煎煮煳了的中药不能再服。

 时间

解表药首次煎煮15～20分钟，次煎10～15分钟；一般药物首煎20～25分钟，次煎15～20分钟；滋补药首煎30～35分钟，次煎20～25分钟。

2 基本技能

煎煮中药饮片前宜先用温水浸泡

1 煎煮中药是把中药的有效成分从植物、动物、矿物的固体中提取出来，溶解于药汁中。煎煮前先用水浸泡，目的是尽可能有利于更多的成分溶解于水中。

2 中药材大多是干燥的组织，细胞干枯而萎缩，有效成分以沉淀或结晶存在于细胞内，组织外表面十分紧密，水分不易渗透，药物不易溶出，而以水浸泡一段时间后，中药材会变得柔软，细胞开始膨胀，细胞膜的间隙变大，水分易进入药材组织内，成分溶解于水中，在组织内形成高浓度的药物溶液，随着水温的增高，组织内的高浓度药液会逐渐向组织外扩散，有效成分就会溶解于水中。

3 有些药材含有淀粉、蛋白质，如不浸泡就立即煎煮，会导致淀粉糊化、蛋白质凝固，堵塞在药材表面的毛细孔道，水分进不去，有效成分溶不出来。

 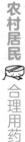

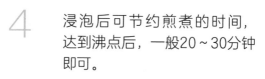

4 浸泡后可节约煎煮的时间，达到沸点后，一般20～30分钟即可。

5 水温宜在25～50℃，浸泡的时间宜掌握在30～90分钟，并依据冬、夏季节的变化可适当延长或缩短时间，以达到完全浸透为准。或以中药材的性质而定，一般以花、草、叶、茎的中药饮片以浸泡30分钟为宜，根、根茎、果实、动物脏器、矿物质的中药饮片应浸泡60～90分钟。

6 浸泡的水量以高出药材表面1～2厘米为宜。

7 部分需要特殊处理的药物（如麝香、阿胶等），不宜浸泡。

2 基本技能